STUHL WIDERSTANDSBAND ÜBUNGEN FÜR SENIOREN

Die perfekten Workouts für ältere Männer und Frauen zur Verbesserung ihrer Kraft, ihres Gleichgewichts, ihrer Mobilität, ihrer Gelenkgesundheit, ihrer Verletzungsprävention und Zu Hause oder unterwegs

TESSY WILLIAMS

Copyright

Inhaltsverzeichnis

EINFÜHRUNG

Steigern Sie Ihr Wohlbefinden, Sitzung für Sitzung

Entdecken Sie die Welt der Übungen mit Stuhlwiderstandsbändern, einer sanften und innovativen Herangehensweise an alte Fitnesspraktiken, maßgeschneidert für diejenigen, die lieber sitzen bleiben und vielleicht noch nicht bereit für komplizierte Yogamattenposen sind.

Sind herkömmliche Fitnessübungen mit Widerstandsbändern zu schwer zu bewältigen, Balanceakte zu gefährlich oder bestimmte Übungen ein Mysterium, das man lieber ungelöst lässt? Dann könnten Übungen mit Widerstandsbändern auf einem Stuhl genau das Richtige für Sie sein. Es ist wie ein Workout mit eingebautem bequemen Sitz, ideal für alle, die Muskeltraining lieber bequem im Sitzen genießen.

Diese zugängliche Fitnessmethode ist ein echter Wendepunkt für Personen mit körperlichen Einschränkungen, Mobilitätsproblemen oder für diejenigen, die ihre Muskeln lieber im Sitzen trainieren. Machen Sie sich keine Sorgen mehr, bei anspruchsvollen Bewegungen umzukippen – Ihr Stuhl bietet Ihnen die Unterstützung, die Sie brauchen!

Die Vorteile sind beträchtlich. Übungen mit Widerstandsbändern auf Stühlen bieten Ihnen einen Weg zu mehr Flexibilität, Kraft, Gleichgewicht und der ruhigen Melodie der Entspannung. Es eignet sich hervorragend für Senioren, Menschen mit besonderen körperlichen Bedürfnissen oder alle, die ein Training suchen, das sanfter ist als das Flüstern eines Kätzchens.

Mit Übungen mit Widerstandsbändern auf dem Stuhl kennt die Zugänglichkeit keine Grenzen. Egal, ob Sie in einem Seniorenzentrum, im Büro (stellen Sie sich vor, Sie könnten während einer nicht enden wollenden Besprechung heimlich trainieren) oder direkt zu Hause sind, Ihr Stuhl verwandelt sich in Ihr Fitness-Heiligtum. Sie müssen keine eigene

Ecke für Trainingsgeräte freihalten; Ihr Lieblingsstuhl wird zu Ihrem zuverlässigen Partner in Sachen Ruhe.

Was unterscheidet Stuhl-Widerstandsbandübungen von anderen? Es geht um sanfte Bewegungen, gezielte Dehnungen und die Beherrschung der Atemkunst – im Grunde werden Sie sich fühlen, als würden Sie auf einer Wolke schweben, während Sie Ihre Fitnessziele erreichen. Ihr Stuhl, Ihr treuer Begleiter, bietet die Stabilität und das Gleichgewicht eines vertrauensvollen Sturzes ohne nervöses Kichern.

Wenn Sie also von herkömmlichen Fitnessroutinen mit Widerstandsbändern nicht gerade inspiriert sind und nach einem Training suchen, bei dem Sie sich nicht so fühlen, als ob Sie einen Marathon gelaufen wären, nur weil Sie von der Couch aufgestanden sind, könnten Übungen mit Widerstandsbändern auf dem Stuhl die Antwort auf Ihre Suche sein.

WIE FUNKTIONIEREN WIDERSTANDSBÄNDER

Widerstandsbänder sind vielseitige Fitnessgeräte, die auf Krafttrainingsprinzipien basieren und Menschen auf unterschiedlichem Fitnessniveau eine Reihe von Vorteilen bieten. Eine Übersicht zur Funktionsweise von Widerstandsbändern finden Sie hier:

Elastizität und Widerstand
Widerstandsbänder bestehen aus elastischen Materialien, normalerweise Latex oder Gummi. Beim Dehnen üben die Bänder einen Widerstand aus und erzeugen so eine Spannung in den Muskeln, die bei den Übungen beansprucht werden.

Variabler Widerstand
Einer der Hauptvorteile von Widerstandsbändern ist ihre Fähigkeit, über den gesamten Bewegungsbereich einer Übung einen variablen Widerstand zu bieten.
Wenn Sie das Band dehnen, erhöht sich der Widerstand, wodurch die Übung am Punkt der maximalen Spannung anspruchsvoller wird.

Muskeleinsatz

Widerstandsbänder beanspruchen die Muskeln
sowohl während der konzentrischen
(Muskelverkürzung) als auch der exzentrischen
(Muskelverlängerung) Phase einer Übung.
Dieses zweiphasige Training steigert
Muskelkraft und Ausdauer.

Ganzkörpertraining

Mit Widerstandsbändern können gezielt
verschiedene Muskelgruppen trainiert werden,
sodass ein Ganzkörpertraining möglich ist.
Sie können effektiv die Muskeln in Armen,
Schultern, Brust, Rücken, Bauch, Hüften und
Beinen trainieren.

Gelenkschonend

Im Vergleich zu einigen herkömmlichen
Formen des Widerstandstrainings sind
Widerstandsbänder im Allgemeinen
gelenkschonend.
Sie bieten Widerstand ohne Aufprall und sind
daher für Personen mit Gelenkproblemen oder
in der Rehabilitation geeignet.

Portabilität und Zugänglichkeit

Widerstandsbänder sind tragbar und leicht zu verstauen, sodass sie für das Training zu Hause, auf Reisen oder beim Training im Fitnessstudio geeignet sind.
Sie sind im Vergleich zu herkömmlichen Fitnessgeräten kostengünstig und bieten eine budgetfreundliche Fitnesslösung.

Widerstandsbänder gibt es in unterschiedlichen Formen, Größen und Widerstandsstufen und bieten vielfältige Optionen für unterschiedliche Übungen und Fitnessniveaus.
Sie lassen sich leicht an unterschiedliche Fitnessziele anpassen, sei es Krafttraining, Flexibilität oder Rehabilitation.

Widerstandsbänder sind für Menschen jeden Fitnessniveaus geeignet, vom Anfänger bis zum Fortgeschrittenen.
Benutzer können die Intensität ihres Trainings anpassen, indem sie Bänder mit unterschiedlichen Widerstandsstufen auswählen und Länge und Spannung während des Trainings anpassen.

Widerstandsbänder erzeugen Spannung durch elastischen Widerstand und bieten so eine

sichere, effektive und vielseitige Möglichkeit
zum Krafttraining und zur Konditionierung
verschiedener Muskelgruppen.
Durch die Einbindung von Widerstandsbändern
in Ihr Trainingsprogramm können Sie Kraft,
Flexibilität und allgemeine Fitness verbessern.

DIE VORTEILE VON ÜBUNGEN MIT WIDERSTANDSBÄNDERN AUF DEM STUHL

Stuhlwiderstandsbandübungen für Senioren bieten viele Vorteile und kombinieren den Komfort von Übungen im Sitzen mit den Vorteilen des Krafttrainings.
Hier sind einige Erkenntnisse zu den Vorteilen der Einbeziehung von Stuhlwiderstandsbandübungen in die Fitnessroutine Ihrer Senioren:

Verbesserung der Muskelkraft
Übungen mit Stuhlwiderstandsbändern bieten gezielten Widerstand für große Muskelgruppen und erleichtern so den Aufbau der Muskelkraft. Der progressive Widerstand der Bänder ermöglicht es Senioren, die Herausforderung schrittweise zu steigern und so einen nachhaltigen Kraftaufbau zu fördern.

Verbesserte Flexibilität
Diese Übungen fördern den vollen Bewegungsumfang und tragen zu verbesserter Flexibilität und Gelenkbeweglichkeit bei.

Die sanften Dehnungen und kontrollierten
Bewegungen mit Widerstandsbändern helfen
Senioren dabei, die Flexibilität zu erhalten oder
wiederzuerlangen, die für tägliche Aktivitäten
und die allgemeine Gesundheit der Gelenke
entscheidend ist.

Ausgewogene und funktionelle Bewegung
Übungen mit Stuhlwiderstandsbändern betonen
funktionelle Bewegungen, die alltägliche
Aktivitäten nachahmen und so Gleichgewicht
und Koordination verbessern.
Der Einsatz von Widerstandsbändern fordert die
stabilisierenden Muskeln heraus und fördert ein
ausgeglicheneres und koordinierteres
Bewegungsmuster.

Gelenkschonende Übungen
Widerstandsbänder bieten eine
gelenkschonende Alternative zu herkömmlichen
Übungen mit Gewichtsbelastung.
Senioren mit Gelenkproblemen oder
eingeschränkter Mobilität können an
Widerstandsbandtraining teilnehmen, ohne ihre
Gelenke übermäßig zu belasten.

Sichere und zugängliche Fitnessoption

Übungen mit Stuhlwiderstandsbändern bieten Senioren mit unterschiedlichem körperlichen Fitnessniveau eine sichere und zugängliche Fitnessoption.

Durch die Sitzposition wird das Sturzrisiko verringert, weshalb dieser Stuhl die ideale Wahl für Personen mit Gleichgewichtsproblemen oder eingeschränkter Mobilität ist.

Vielseitigkeit und Anpassungsfähigkeit

Die Vielseitigkeit der Widerstandsbänder ermöglicht eine große Bandbreite an Übungen für unterschiedliche Muskelgruppen.

Senioren können den Widerstandsgrad anpassen und die Übungen ihren individuellen Bedürfnissen entsprechend abändern, sodass es sich um eine flexible und anpassbare Fitnesslösung handelt.

Verbesserte Haltung und Rumpfkraft

Viele Übungen mit Stuhl-Widerstandsbändern beanspruchen die Rumpfmuskulatur und sorgen für eine bessere Körperhaltung und Ausrichtung der Wirbelsäule.

Die Stärkung der Körpermitte trägt zur allgemeinen Stabilität bei und verringert das

Risiko haltungsbedingter Beschwerden oder
Schmerzen.

Übungen mit Stuhlwiderstandsbändern sind
eine einfache und unterhaltsame Möglichkeit,
körperlich aktiv zu bleiben.
Diese Übungen können im Sitzen auf einem
Stuhl durchgeführt werden und ermöglichen
älteren Menschen, regelmäßige körperliche
Aktivität in ihren Alltag zu integrieren.

Stuhl-Widerstandsbandübungen für Senioren
bieten einen umfassenden Fitnessansatz, der
Kraft, Flexibilität, Gleichgewicht und die
allgemeine Gesundheit auf sichere und
anpassungsfähige Weise fördert.
Die Einbeziehung dieser Übungen in den Alltag
älterer Menschen trägt erheblich zu deren
Gesundheit und Lebensqualität bei.

KAPITEL EINS

WIE MAN ÜBT MIT
Eine Band

Das Training mit Widerstandsbändern ist eine effektive und vielseitige Methode zum Krafttraining.

Um ein sicheres und effizientes Training zu gewährleisten, befolgen Sie diese professionellen Richtlinien für das Training mit Bändern:

Die richtige Band auswählen

Wählen Sie für Ihr Fitnessniveau und die jeweilige Übung ein Widerstandsband mit der passenden Spannung.

Bänder sind oft farbcodiert, um den Widerstandsgrad anzuzeigen, der von leicht bis schwer reicht. Beginnen Sie mit einem leichteren Band und steigern Sie sich allmählich, wenn Ihre Kraft zunimmt.

Richtiges Aufwärmen

Legen Sie Wert auf ein dynamisches Aufwärmen, um die Durchblutung zu steigern

und die Muskeln auf das Training
vorzubereiten.
Integrieren Sie leichte aerobe Aktivitäten und
dynamische Dehnübungen, um die Flexibilität
zu verbessern und das Verletzungsrisiko zu
verringern.

Körperhaltung

Achten Sie während der Übungen auf die
richtige Körperhaltung, um die gewünschten
Muskelgruppen anzusprechen.
Achten Sie auf Ihre Haltung, sorgen Sie für eine
stabile Basis und spannen Sie die
Rumpfmuskulatur an, um Ihre Wirbelsäule zu
stützen.

Griff und Handpositionierung

Halten Sie das Widerstandsband mit festem,
aber bequemem Griff.
Verteilen Sie die Spannung gleichmäßig über
das Band und achten Sie auf die Handhaltung,
um die Muskelbeanspruchung zu optimieren.

Kontrollierte Bewegungen

Führen Sie Übungen mit kontrollierten,
gezielten Bewegungen durch, um die

Muskelaktivierung zu maximieren und das Verletzungsrisiko zu verringern.
Vermeiden Sie es, zum Abschließen von Wiederholungen Schwung zu verwenden; konzentrieren Sie sich stattdessen auf den vollständigen Bewegungsbereich jeder Übung.

Atemtechnik
Koordinieren Sie Ihre Atmung mit den Bewegungen.
Atmen Sie während der Anfangsphase (exzentrisch) ein und während der Belastungsphase (konzentrisch) der Übung aus.

Beginnen Sie mit den Grundlagen
Beginnen Sie mit grundlegenden Übungen, um sich mit dem Widerstand und den Bewegungsmustern des Bandes vertraut zu machen.
Meistern Sie die Grundbewegungen, bevor Sie zu komplexeren Übungen übergehen.

Allmählicher Fortschritt
Erhöhen Sie den Widerstand oder die Anzahl der Wiederholungen schrittweise, wenn Ihre Kraft und Ausdauer zunimmt.

Kontinuierlicher Fortschritt ist der Schlüssel zur kontinuierlichen Entwicklung der Fitness.

Gönnen Sie sich zwischen den Sätzen ausreichend Ruhe, um Muskelermüdung vorzubeugen und die richtige Form beizubehalten.
Bauen Sie Ruhetage in Ihren Tagesablauf ein, um die Erholung zu unterstützen und Übertraining zu vermeiden.
Integrieren Sie am Ende des Widerstandsbandtrainings statisches Dehnen, um die Flexibilität zu erhöhen und die Muskelregeneration zu fördern.

Indem Sie diese professionellen Richtlinien befolgen, können Sie die Wirksamkeit Ihres Widerstandsbandtrainings optimieren und gleichzeitig das Verletzungsrisiko minimieren.
Passen Sie Ihr Programm Ihren individuellen Fitnesszielen an und steigern Sie sich schrittweise zu schwierigeren Übungen, um Ihre Kraft weiter auszubauen.

ARTEN VON WIDERSTANDSBÄNDERN

Widerstandsbänder gibt es in verschiedenen Ausführungen, jede bietet einzigartige Eigenschaften und Vorteile.

Rohrbänder

Besteht aus einem Gummischlauch mit Griffen an jedem Ende.
Farblich unterschiedliche Röhrchen stellen unterschiedliche Widerstandsstufen dar.
Die Griffe bieten bequemen Halt und eignen sich daher für Oberkörperübungen.

Flache Bänder

Durchgehende, flache Streifen aus elastischem Material ohne Griffe.
Ideal für Physiotherapie, Rehabilitation und Übungen für den Unterkörper.
Kann für zusätzlichen Widerstand beim Beintraining um Knöchel oder Oberschenkel geschlungen werden.

Loop-Bänder

Bilden Sie eine geschlossene Schleife, die einem großen Gummiband ähnelt.
Hervorragend geeignet für Übungen des Unterkörpers, insbesondere für die Hüft- und Gesäßmuskulatur.
In verschiedenen Widerstandsstufen erhältlich.

Achterbänder

Geformt wie eine Acht oder ein Unendlichkeitssymbol.
Entwickelt für Oberkörperübungen, insbesondere für Arme und Schultern.
Bietet sicheren Halt bei Bewegungen.

Ringschienen

Runde Bänder mit oder ohne Griffe.
Geeignet für Übungen sowohl des Oberkörpers als auch des Unterkörpers.
Griffe sorgen für Stabilität und einfache Handhabung.

Mini-Bands

Kleine, geschlungene Bänder, die vielseitig und tragbar sind.
Ideal für dynamisches Aufwärmen, seitliche Beinübungen und die Aktivierung kleinerer Muskelgruppen.

Super Bands

Größere und dickere Bänder, geeignet für starken Widerstand.

Wird häufig für Powerlifting, Krafttraining und unterstützte Klimmzüge verwendet.

Aufgrund der höheren Widerstandsstufen ideal für fortgeschrittene Benutzer.

Widerstandsband-Sets

Umfassende Sets, die mehrere Bänder mit unterschiedlichen Widerstandsstufen enthalten können.

Werden oft mit Zubehör wie Griffen, Knöchelriemen und Türankern geliefert.

Bietet Vielseitigkeit für ein Ganzkörpertraining.

Endlosschleifenbänder

Lange, durchgehende Schlaufen ohne Griffe.

Vielseitig für verschiedene Übungen, einschließlich Bewegungen des Oberkörpers und Unterkörpers.

Wird häufig für Dehnungs- und Krafttraining verwendet.

Therabänder

Spezielle Widerstandsbänder aus Latex oder latexfreiem Material.
Wird häufig in der Physiotherapie und Rehabilitation verwendet.
Farbcodiert, um verschiedene Widerstandsstufen anzuzeigen.

Widerstandsbänder aus Stoff
Aus Stoff gefertigt und bietet eine bequeme und rutschfeste Oberfläche.
Wird oft für Übungen des Unterkörpers verwendet, insbesondere für die Oberschenkel- und Gesäßmuskulatur.
Geeignet für Personen mit Latexallergie.

Bänder mit variablem Widerstand
Bänder mit variablem Widerstand, bei denen der Widerstand mit der Dehnung des Bandes zunimmt.
Sorgen Sie für ein dynamisches und herausforderndes Trainingserlebnis.
Geeignet für Benutzer, die ihren Übungen mehr Abwechslung und Intensität verleihen möchten.

Berücksichtigen Sie bei der Auswahl eines Widerstandsbandes Ihre Fitnessziele, Vorlieben und spezifischen Bedürfnisse.

Es ist oft von Vorteil, verschiedene Bänder zu haben, um verschiedenen Übungen und Widerstandsstufen gerecht zu werden.

Das richtige Widerstandsband auswählen

Bei der Auswahl des richtigen Widerstandsbands müssen mehrere Faktoren berücksichtigt werden, um es Ihren Fitnesszielen, Vorlieben und individuellen Bedürfnissen anzupassen.

Bestimmen Sie Ihre Fitnessziele
Überlegen Sie, ob Ihr Schwerpunkt auf Krafttraining, Rehabilitation, Flexibilität oder einer Kombination davon liegt. Verschiedene Arten von Widerstandsbändern dienen bestimmten Fitnesszielen.

Widerstandsstufen verstehen
Bänder sind häufig farbcodiert, um unterschiedliche Widerstandsstufen darzustellen.
Normalerweise hellere Farben (z. B. gelb oder grün) zeigen einen geringeren Widerstand und dunklere Farben an (z. B. Blau oder Schwarz) zeigen einen höheren Widerstand an.

Wählen Sie ein Band, das zu Ihrem aktuellen
Fitnessniveau passt und Ihnen ermöglicht,
Fortschritte zu machen, wenn Sie stärker
werden.

**Berücksichtigen Sie Ihre
Trainingspräferenzen**
Überlegen Sie, welche Art von Übungen Ihnen
Spaß machen und welche Muskelgruppen Sie
trainieren möchten.
So eignen sich Tube-Bänder mit Griffen
beispielsweise gut für Oberkörperübungen,
während Loop-Bänder sich hervorragend für
das Unterkörpertraining eignen.

Wählen Sie den richtigen Bandtyp
Tube Bands : Ideal für Oberkörperübungen und
vielseitige Bewegungen. Geeignet für Benutzer,
die Griffe zum Festhalten bevorzugen.
Loop Bands : Ideal für Übungen für den
Unterkörper, insbesondere für die Hüfte und
den Gesäßbereich. Geeignet für dynamisches
Aufwärmen.
 Flache Bänder : Werden häufig in der
Physiotherapie und bei Rehabilitationsübungen
verwendet, insbesondere für Bewegungen des
Unterkörpers.

Mini-Bänder : Perfekt für seitliche Beinübungen und die Aktivierung kleinerer Muskelgruppen.

Berücksichtigen Sie Material und Haltbarkeit

Widerstandsbänder bestehen normalerweise aus Latex, Gummi oder Stoff.

Latexbänder bieten Elastizität und sind in verschiedenen Widerstandsstufen erhältlich, sind jedoch möglicherweise nicht für Personen mit Latexallergien geeignet.

Stoffbänder bieten eine rutschfeste Oberfläche und sind latexfrei, sodass sie für Menschen mit empfindlicher Haut eine gute Option sind.

Suchen Sie nach Zubehör

Einige Bänder werden mit Griffen, Knöchelriemen, Türankern oder anderem Zubehör geliefert.

Überlegen Sie, ob diese Ergänzungen Ihren Trainingsvorlieben entsprechen oder ob Sie ein einfacheres Band bevorzugen.

Bewerten Sie Portabilität und Speicher

Wenn Sie die Bänder auf Reisen oder an verschiedenen Orten verwenden möchten,

achten Sie auf die Tragbarkeit und einfache
Lagerung.
Kompakte Bänder oder Sets mit Tragetasche
sind praktisch für das Training unterwegs.

Denken Sie daran, dass eine Vielzahl von
Widerstandsbändern Ihrem Trainingsprogramm
mehr Abwechslung verleihen kann. Im Laufe
Ihres Fitnesstrainings kann es für Sie von
Vorteil sein, verschiedene Bänder für
verschiedene Übungen und Widerstandsstufen
zu verwenden.

EINRICHTEN IHRES TRAININGSPLATZES

Die Gestaltung des Schulungsraums ist entscheidend für die Schaffung einer Umgebung, die ein effektives Training fördert und die Motivation steigert.
Hier finden Sie eine Anleitung zum Einrichten Ihres idealen Schulungsraums:

Wählen Sie einen dedizierten Bereich
Wählen Sie zu Hause einen bestimmten Bereich aus, den Sie für Ihr Training reservieren können.
Wählen Sie idealerweise einen Raum mit ausreichend Tageslicht und Belüftung.

Beseitigen Sie das Durcheinander
Entfernen Sie alle unnötigen Gegenstände oder Hindernisse aus dem Trainingsbereich, um einen sicheren und offenen Raum zu schaffen.
Achten Sie darauf, dass keine Stolperfallen vorhanden sind.

Der richtige Bodenbelag

Verwenden Sie eine rutschfeste und stützende
Oberfläche, insbesondere wenn Sie Übungen
machen, die Bewegung erfordern.
Erwägen Sie die Verwendung einer
Fitnessmatte zur Polsterung und Unterstützung.

Ausreichende Beleuchtung
Sorgen Sie für eine gute Beleuchtung des
Trainingsraums, um die Unfallgefahr zu
verringern und eine positive Atmosphäre zu
schaffen.
Natürliches Licht ist vorzuziehen. Wenn dies
jedoch nicht möglich ist, verwenden Sie helle,
einstellbare künstliche Beleuchtung.

Belüftung
Sorgen Sie für ausreichende Belüftung, damit
der Raum während Ihres Trainings angenehm
bleibt.
Öffnen Sie, wenn möglich, Fenster oder Türen,
um eine Frischluftzirkulation zu ermöglichen.

Zugang zur Ausrüstung
Organisieren und lagern Sie Ihre Fitnessgeräte
an einem praktischen Ort im Trainingsbereich.
Behalten Sie Widerstandsbänder, Hanteln,
Yogamatten oder andere Geräte in Reichweite.

Spiegelplatzierung

Platzieren Sie, wenn möglich, einen Spiegel in Ihrem Trainingsbereich, um während der Übungen Ihre Haltung und Ausrichtung zu überprüfen.

Auch Spiegel können ein Gefühl von Großzügigkeit schaffen und motivieren.

Personalisierung und Motivation

Fügen Sie dem Raum eine persönliche Note hinzu, beispielsweise mit motivierenden Zitaten, Fitnesszielen oder Bildern, die Sie inspirieren.

Gestalten Sie den Raum einladend und repräsentativ für Ihren Weg zur Fitness.

Technologie-Setup

Wenn Sie Trainingsvideos oder Fitness-Apps verwenden, positionieren Sie Ihr Gerät so, dass Sie es gut sehen und mitverfolgen können.

Sorgen Sie für eine stabile Internetverbindung, wenn Sie Trainingseinheiten online streamen.

Lagerung für Ausrüstung

Sorgen Sie für einen eigenen Lagerraum für Ihre Trainingsgeräte, damit alles ordentlich bleibt.
Verwenden Sie Regale, Körbe oder Aufbewahrungsbehälter, um kleinere Gegenstände zu organisieren.

Bequeme Kleidung und ausreichend Flüssigkeitszufuhr
Tragen Sie bequeme Trainingskleidung und halten Sie Wasser oder eine Flüssigkeitsquelle in der Nähe.
Stellen Sie sicher, dass Ihre Kleidung und Ihr Flüssigkeitsbedarf für ein bequemes und effektives Training ausreichend sind.

Stellen Sie sicher, dass Ihr Trainingsbereich leicht zugänglich ist, damit ein reibungsloser Übergang in Ihr Trainingsprogramm gewährleistet ist.
Durch die Schaffung eines gut organisierten und attraktiven Trainingsbereichs schaffen Sie die Voraussetzungen für ein positives und effektives Fitnesserlebnis.
Passen Sie Ihre Umgebung Ihren Wünschen an und nehmen Sie bei Bedarf Anpassungen vor, um Ihr Trainingsprogramm zu optimieren.

RICHTIGE AUFWÄRM- UND ABKÜHLÜBUNGEN

Aufwärmübungen

Herz-Kreislauf-Training

Hampelmänner, hohe Knie, Joggen auf der Stelle oder Radfahren.
Dauer: 5–10 Minuten zur Steigerung der Herzfrequenz und der Durchblutung der Muskeln.

Dynamisches Dehnen

Armkreise, Beinschwünge, Rumpfdrehungen und Nackenneigungen.
Dauer: Führen Sie jede dynamische Dehnung etwa 30 Sekunden lang durch und konzentrieren Sie sich dabei auf kontrollierte und fließende Bewegungen.

Übungen zur Gelenkbeweglichkeit

Knöchelkreise, Handgelenkkreise, Schulterrollen und Hüftkreise.
Dauer: Verbringen Sie mit jeder Gelenkbeweglichkeitsübung etwa 30 Sekunden.

Körpergewichtsübungen

Kniebeugen, Ausfallschritte und Liegestütze mit dem eigenen Körpergewicht.
Dauer: Führen Sie jede Übung 1 Minute lang durch und achten Sie dabei auf die richtige Form und kontrollierte Bewegungen.

COOL-DOWN-ÜBUNGEN

Cardio mit niedriger Intensität

Schnelles Gehen oder leichtes Radfahren.
Dauer: 5–10 Minuten, um die Herzfrequenz allmählich zu senken und die Erholung zu fördern.

Statisches Dehnen

Trainieren Sie die wichtigsten Muskelgruppen, darunter Oberschenkelmuskulatur, Quadrizeps, Waden, Brust, Rücken und Schultern.
Dauer: Halten Sie jede Dehnung 15–30 Sekunden lang und konzentrieren Sie sich auf sanftes, kontrolliertes Dehnen.

Tiefes Atmen und Entspannung

Setzen oder legen Sie sich bequem hin und konzentrieren Sie sich auf tiefes Atmen.

Dauer: Verbringen Sie 5 Minuten mit der
Übung der Zwerchfellatmung, um die
Entspannung zu fördern und
Muskelverspannungen zu lösen.

Schaumstoffrollen
Verwenden Sie eine Schaumstoffrolle für die
großen Muskelgruppen.
Dauer: Rollen Sie 5 Minuten lang mit sanftem
Druck über verspannte oder verkrampfte
Bereiche.

Wenn sich Ihr Körper daran gewöhnt hat,
steigern Sie allmählich die Intensität und Dauer
Ihres Aufwärmens.
Um Verletzungen vorzubeugen, achten Sie beim
Aufwärmen und Abkühlen auf die richtige
Haltung.

Passen Sie Aufwärm- und Abkühlübungen an
Ihr spezifisches Training und Ihre persönlichen
Bedürfnisse an.
Achten Sie auf Ihr Körpergefühl und passen Sie
Dauer und Intensität Ihrem Fitnesslevel und
Ihren Beschwerden an.

Bitte beachten Sie, dass die Zeit für jede Übung
je nach persönlicher Präferenz und
Fitnessniveau angepasst werden kann.

KAPITEL ZWEI

ÜBUNGEN MIT DEM WIDERSTANDSBAND IM STUHL

OBERKÖRPERÜBUNGEN IM SITZ

Armheben im Sitzen
Halten Sie das Widerstandsband mit beiden
Händen, die Handflächen zeigen nach unten.
Heben Sie beide Arme gerade nach außen.
Dauer: 2 Sätze mit 5–7 Wiederholungen.

Schulterdrücken
Setzen Sie sich aufrecht hin und halten Sie das
Band auf Schulterhöhe, die Handflächen zeigen
nach vorne. Drücken Sie die Arme über den
Kopf.
Dauer: 2 Sätze mit 5–7 Wiederholungen.

Sitzendes Rudern
Befestigen Sie das Band um einen festen Punkt
und ziehen Sie es zu sich heran, wobei Sie die
oberen Rückenmuskeln anspannen.
Dauer: 2 Sätze mit 5–7 Wiederholungen.

Bizeps-Curls

Sitzen Sie mit guter Haltung und halten Sie das
Band mit den Handflächen nach oben. Beugen
Sie die Hände zu den Schultern.
Dauer: 2 Sätze mit 5–7 Wiederholungen.

Trizeps-Extensions

Halten Sie ein Ende des Bandes mit beiden
Händen über dem Kopf. Senken Sie die Hände
hinter dem Kopf und strecken Sie die Ellbogen.
Dauer: 2 Sätze mit 5–8 Wiederholungen.

Brustpresse

Befestigen Sie das Band hinter Ihrem Rücken
und halten Sie beide Enden fest. Drücken Sie
die Arme nach vorne und spannen Sie dabei die
Brustmuskulatur an.
Dauer: 2 Sätze mit 6–8 Wiederholungen.

Vorderarmheben

Halten Sie das Band mit ausgestreckten Armen
vorn, die Handflächen zeigen nach unten.
Heben Sie beide Arme auf Schulterhöhe.
Dauer: 2 Sätze mit 5–10 Wiederholungen.

Außenrotation

Befestigen Sie das Band auf Hüfthöhe. Halten Sie ein Ende mit der äußeren Hand fest und drehen Sie den Arm nach außen.
Dauer: 2 Sätze mit 6–8 Wiederholungen auf jeder Seite.

Interne Rotation
Befestigen Sie das Band auf Hüfthöhe. Halten Sie das Band mit der inneren Hand fest und drehen Sie den Arm nach innen.
Dauer: 2 Sätze mit 5–7 Wiederholungen auf jeder Seite.

Seitheben
Halten Sie das Band mit den Armen an Ihren Seiten. Heben Sie beide Arme seitlich auf Schulterhöhe.
Dauer: 2 Sätze mit 7–10 Wiederholungen.

Dehnung der Handgelenkbeugemuskulatur
Halten Sie das Band mit einer Hand, die Handfläche zeigt nach unten. Ziehen Sie die Finger vorsichtig nach hinten, um das Handgelenk zu dehnen.
Dauer: 2 Sätze à 15–20 Sekunden für jede Hand.

Dehnung der Handgelenkstrecker

Halten Sie das Band mit einer Hand, die Handfläche zeigt nach oben. Drücken Sie die Finger sanft nach unten, um das Handgelenk zu dehnen.
Dauer: 2 Sätze à 15–20 Sekunden für jede Hand.

Diagonale Erhöhungen

Halten Sie das Band mit beiden Händen auf Hüfthöhe. Heben Sie das Band diagonal über den Körper.
Dauer: 2 Sätze mit 5–7 Wiederholungen auf jeder Seite.

Sitzende Reverse Fly

Sitzen Sie aufrecht, das Band unter Ihren Füßen. Halten Sie das Band mit beiden Händen, die Arme sind ausgestreckt. Öffnen Sie die Arme seitlich.
Dauer: 2 Sätze mit 5–7 Wiederholungen.

Schulterblatt-Quetschen

Halten Sie das Band mit ausgestreckten Armen vorn. Drücken Sie die Schulterblätter zusammen.
Dauer: 2 Sätze mit 5–7 Wiederholungen.

Latzug im Sitzen

Befestigen Sie das Band über Ihrem Kopf.
Halten Sie beide Enden fest und ziehen Sie das
Band nach unten, wobei Sie die
Latissimus-Muskeln anspannen.
Dauer: 2 Sätze mit 5–7 Wiederholungen.

Sitzende Brustfliege

Platzieren Sie das Band auf Brusthöhe.
Halten Sie die Enden mit ausgestreckten
Armen. Öffnen Sie die Arme seitlich.
Dauer: 2 Sätze mit 4–8 Wiederholungen.

Schulterstreckung im Stehen

Stellen Sie sich auf das Band und halten Sie die
Enden mit den Armen an Ihren Seiten fest.
Heben Sie die Arme nach hinten.
Dauer: 2 Sätze mit 5–7 Wiederholungen.

Sitzende Handgelenkkreise

Halten Sie das Band mit beiden Händen.
Machen Sie sanfte kreisende Bewegungen mit
den Handgelenken.
Dauer: 2 Sätze à 30 Sekunden in jede Richtung.

Schulterzucken im Sitzen

Halten Sie das Band mit den Armen an Ihren
Seiten. Heben Sie beide Schultern zu den Ohren
und lassen Sie los.
Dauer: 2 Sätze mit 5–8 Wiederholungen.

ÜBUNGEN FÜR DEN UNTERKÖRPER

Beinpresse im Sitzen
Setzen Sie sich mit dem Band um Ihre Füße, strecken Sie die Beine nach vorne und drücken Sie gegen den Widerstand.
Dauer: 2 Sätze mit 5–7 Wiederholungen.

Beinstrecker
Setzen Sie sich aufrecht hin, legen Sie das Band um einen Knöchel und strecken Sie das Bein gerade nach vorne.
Dauer: 2 Sätze mit 5–7 Wiederholungen auf jedem Bein.

Sitzende Abduktion
Setzen Sie sich mit dem Band um Ihre Oberschenkel. Öffnen Sie die Beine seitlich gegen den Widerstand.
Dauer: 2 Sätze mit 4–8 Wiederholungen.

Sitzender Marsch
Setzen Sie sich mit dem Band um Ihre Oberschenkel. Heben Sie jeweils ein Knie zur Brust.

Dauer: 2 Sätze à 20–30 Sekunden.

Fersenklopfen im Sitzen

Setzen Sie sich mit dem Band um Ihre Oberschenkel. Klopfen Sie mit einer Ferse nach der anderen zur Seite.
Dauer: 2 Sätze mit 5–7 Wiederholungen auf jeder Seite.

Kniestrecken im Sitzen

Setzen Sie sich mit dem Band um Ihre Knie. Strecken Sie jeweils ein Knie gegen den Widerstand.
Dauer: 2 Sätze mit 5–8 Wiederholungen auf jedem Bein.

Sitzende Beinbeugeübungen

Setzen Sie sich mit dem um einen festen Punkt geschlungenen Band hin. Ziehen Sie die Fersen gegen den Widerstand in Richtung Gesäß.
Dauer: 2 Sätze mit 7–10 Wiederholungen.

Sitzende Hüftbeugung

Setzen Sie sich, während das Band um einen festen Punkt geschlungen ist. Heben Sie ein Knie zur Brust.

Dauer: 2 Sätze mit 5–7 Wiederholungen auf
jedem Bein.

Sitzende Hüftstreckung

Setzen Sie sich, während das Band um einen
festen Punkt geschlungen ist. Strecken Sie ein
Bein gerade nach hinten aus.
Dauer: 2 Sätze mit 5–7 Wiederholungen auf
jedem Bein.

Sitzende Beinkreise

Setzen Sie sich mit dem Band um Ihre
Oberschenkel. Heben Sie ein Bein an und
machen Sie kleine Kreise.
Dauer: 2 Sätze mit 10–12 Kreisen in jede
Richtung auf jedem Bein.

Seitliches Beinheben im Sitzen

Setzen Sie sich mit dem Band um Ihre
Oberschenkel. Heben Sie ein Bein gegen den
Widerstand zur Seite.
Dauer: 2 Sätze mit 5–7 Wiederholungen auf
jedem Bein.

Beugung und Streckung des Knöchels im Sitzen

Setzen Sie sich mit dem Band um Ihre Füße.
Beugen und strecken Sie die Knöchel gegen den
Widerstand.
Dauer: 2 Sätze mit 4–8 Wiederholungen.

Sitzendes Zehenklopfen

Setzen Sie sich mit dem Band um Ihre Füße.
Klopfen Sie mit den Zehen nacheinander auf
den Boden.
Dauer: 2 Sätze mit 12–15 Klopfbewegungen auf
jeden Fuß.

Fersenheben im Sitzen

Setzen Sie sich mit dem Band um Ihre Füße.
Heben Sie die Fersen vom Boden.
Dauer: 2 Sätze mit 4–8 Wiederholungen.

Wadenpresse im Sitzen

Setzen Sie sich mit dem Band um Ihre Füße.
Drücken Sie Ihre Zehen in den Boden und
spannen Sie dabei Ihre Wadenmuskeln an.
Dauer: 2 Sätze mit 5–10 Wiederholungen.

Sitzende Hüftabduktion

Setzen Sie sich mit dem Band um Ihre
Oberschenkel. Öffnen Sie die Beine seitlich
gegen den Widerstand.

Dauer: 2 Sätze mit 6–10 Wiederholungen.

Sitzende Hüftadduktion

Setzen Sie sich mit dem Band um Ihre
Oberschenkel. Bringen Sie die Beine gegen den
Widerstand zusammen.
Dauer: 2 Sätze mit 5–8 Wiederholungen.

Sitzendes Zusammendrücken der Innenseite der Oberschenkel

Platzieren Sie einen kleinen Ball oder ein
Kissen zwischen Ihren Knien. Drücken Sie die
Oberschenkel gegen den Widerstand
zusammen.
Dauer: 2 Sätze à 15–20 Sekunden.

Äußere Oberschenkelheben im Sitzen

Setzen Sie sich mit dem Band um Ihre Knöchel.
Heben Sie ein Bein gegen den Widerstand zur
Seite.
Dauer: 2 Sätze mit 5–10 Wiederholungen auf
jedem Bein.

ÜBUNGEN ZUR STÄRKUNG DES KÖRPERS

Sitzender Marsch
Setzen Sie sich aufrecht hin und heben Sie jeweils ein Knie in Richtung Brust.
Dauer: 2 Sätze à 20–30 Sekunden.

Beinheben im Sitzen
Nehmen Sie eine gute Haltung ein und heben Sie jeweils ein Bein gerade nach vorne.
Dauer: 2 Sätze mit 5–10 Wiederholungen auf jedem Bein.

Sitzende Bicycle Crunches
Setzen Sie sich mit den Händen hinter dem Kopf hin, heben Sie ein Knie in Richtung Brust und drehen Sie sich, um den gegenüberliegenden Ellbogen zu berühren.
Dauer: 2 Sätze mit 5–7 Wiederholungen auf jeder Seite.

Sitzende Rumpfdrehung
Setzen Sie sich mit einem um Ihre Oberschenkel geschlungenen Band hin. Drehen

Sie Ihren Oberkörper gegen den Widerstand
von einer Seite zur anderen.
Dauer: 2 Sätze mit 4–8 Wiederholungen.

Schräger Crunch im Sitzen

Setzen Sie sich mit einem um Ihre
Oberschenkel geschlungenen Band hin. Lehnen
Sie sich auf eine Seite und heben Sie das andere
Bein an.
Dauer: 2 Sätze mit 5–10 Wiederholungen auf
jeder Seite.

Sitzende Russian Twists

Nehmen Sie eine gute Haltung ein, drehen Sie
Ihren Oberkörper von einer Seite zur anderen
und halten Sie das Band mit beiden Händen.
Dauer: 2 Sätze mit 5–10 Wiederholungen.

Kniebeugen im Sitzen

Setzen Sie sich mit einem um Ihre
Oberschenkel geschlungenen Band hin. Ziehen
Sie beide Knie zur Brust.
Dauer: 2 Sätze mit 5–10 Wiederholungen.

Seitliches Beinheben im Sitzen

Setzen Sie sich mit einem um die Oberschenkel geschlungenen Band hin. Heben Sie ein Bein gegen den Widerstand zur Seite.
Dauer: 2 Sätze mit 5–10 Wiederholungen auf jedem Bein.

Seitliche Beugung im Sitzen

Setzen Sie sich mit einem Band um Ihre Handgelenke. Lehnen Sie sich zur Seite und spannen Sie dabei die seitlichen Muskeln an.
Dauer: 2 Sätze mit 5–10 Wiederholungen auf jeder Seite.

Sitzender umgekehrter Crunch

Setzen Sie sich mit den Händen auf den Stuhl, heben Sie die Knie zur Brust und spannen Sie dabei die unteren Bauchmuskeln an.
Dauer: 2 Sätze mit 7–12 Wiederholungen.

Planke im Sitzen

Setzen Sie sich mit einem Band um Ihre Oberschenkel. Drücken Sie Ihre Knie gegen den Widerstand nach außen und spannen Sie dabei die Körpermitte an.
Dauer: 2 Sätze à 20–30 Sekunden.

Sitzender Superman

Nehmen Sie eine gute Haltung ein, strecken Sie einen Arm und das andere Bein aus und spannen Sie dabei den unteren Rücken und den Rumpf an.
Dauer: 2 Sätze mit 6–10 Wiederholungen auf jeder Seite.

Sitzende Scherentritte
Setzen Sie sich mit einem Band um Ihre Knöchel. Heben und senken Sie Ihre Beine in einer scherenartigen Bewegung.
Dauer: 2 Sätze mit 7–10 Wiederholungen.

Zehenberührungen im Sitzen
Setzen Sie sich mit ausgestreckten Beinen hin, legen Sie das Band um Ihre Füße und greifen Sie in Richtung Ihrer Zehen.
Dauer: 2 Sätze mit 5–10 Wiederholungen.

Sitzender Hollow Body Hold
Nehmen Sie eine gute Haltung ein, lehnen Sie sich zurück und heben Sie Ihre Beine an, sodass sie ein V bilden.
Dauer: 2 Sätze von 15–20 Sekunden.

Beinziehen im Sitzen

Setzen Sie sich mit einem Band um die Füße.
Ziehen Sie die Knie zur Brust.
Dauer: 2 Sätze mit 5–7 Wiederholungen.

Seitliche Planke im Sitzen

Setzen Sie sich mit einem um Ihre
Oberschenkel geschlungenen Band hin. Heben
Sie eine Hüfte vom Stuhl und halten Sie eine
seitliche Plank-Position.
Dauer: 2 Sätze à 15–20 Sekunden auf jeder
Seite.

Sitzende Hüftbrücke

Setzen Sie sich mit flachen Füßen hin und legen
Sie das Band um Ihre Oberschenkel. Heben Sie
Ihre Hüften zur Decke.
Dauer: 2 Sätze mit 5–7 Wiederholungen.

Kniekreise im Sitzen

Setzen Sie sich mit einem um Ihre
Oberschenkel geschlungenen Band hin. Heben
Sie jeweils ein Knie in kreisenden Bewegungen
an.
Dauer: 2 Sätze mit 10–12 Kreisen in jede
Richtung auf jedem Bein.

Sitzende Scheibenwischer

Setzen Sie sich mit einem Band um Ihre
Knöchel. Rotieren Sie Ihre Beine von einer
Seite zur anderen wie Scheibenwischer.
Dauer: 2 Sätze mit 7–10 Wiederholungen.

Diese Stuhlwiderstandsbandübungen
konzentrieren sich auf die Stärkung der
Rumpfmuskulatur, einschließlich der
Bauchmuskeln, der schrägen Bauchmuskeln
und des unteren Rückens.

KRAFTTRAININGSÜBUNGEN

Brustpresse im Sitzen

Setzen Sie sich aufrecht hin, befestigen Sie das Band hinter Ihrem Rücken und drücken Sie nach vorne.
Dauer: 2 Sätze mit 5–7 Wiederholungen.

Latzug im Sitzen

Setzen Sie sich mit dem über dem Kopf befestigten Band hin und ziehen Sie das Band nach unten in Richtung Brust.
Dauer: 2 Sätze mit 12–15 Wiederholungen.

Rudern im Sitzen

Setzen Sie sich mit dem vor Ihnen befestigten Band hin und ziehen Sie das Band in Richtung Brust, wobei Sie die Rückenmuskulatur anspannen.
Dauer: 2 Sätze mit 5–7 Wiederholungen.

Bizeps-Curls

Nehmen Sie eine gute Haltung ein, halten Sie das Band mit den Handflächen nach oben und führen Sie Bizepscurls aus.
Dauer: 2 Sätze mit 5–7 Wiederholungen.

Trizeps-Extensions

Setzen Sie sich aufrecht hin, halten Sie ein Ende des Bandes über den Kopf und strecken Sie den Arm nach oben.
Dauer: 2 Sätze mit 5–10 Wiederholungen für jeden Arm.

Beinpresse im Sitzen

Setzen Sie sich aufrecht hin, wickeln Sie das Band um Ihre Füße und drücken Sie Ihre Beine nach vorne.
Dauer: 2 Sätze mit 5–10 Wiederholungen.

Beinbeuge im Sitzen

Setzen Sie sich mit dem um einen festen Punkt geschlungenen Band hin und beugen Sie die Beine in Richtung Gesäß.
Dauer: 2 Sätze mit 5–7 Wiederholungen.

Seitliche Beinpresse im Sitzen

Setzen Sie sich mit dem Band um Ihre Oberschenkel und drücken Sie ein Bein zur Seite.
Dauer: 2 Sätze mit 3–5 Wiederholungen auf jedem Bein.

Sitzende Hüftabduktion

Setzen Sie sich mit dem Band um Ihre
Oberschenkel und öffnen Sie Ihre Beine
seitlich.
Dauer: 2 Sätze mit 5–7 Wiederholungen.

Sitzende Hüftadduktion

Setzen Sie sich mit dem Band um Ihre
Oberschenkel und bringen Sie Ihre Beine gegen
den Widerstand zusammen.
Dauer: 2 Sätze mit 5–7 Wiederholungen.

Schulterdrücken im Sitzen

Setzen Sie sich aufrecht hin, halten Sie das
Band auf Schulterhöhe und drücken Sie die
Arme über den Kopf.
Dauer: 2 Sätze mit 5–7 Wiederholungen.

Außenrotation im Sitzen

Setzen Sie sich, während das Band um einen
festen Punkt geschlungen ist, und drehen Sie die
Arme nach außen.
Dauer: 2 Sätze mit 3–5 Wiederholungen auf
jeder Seite.

Innenrotation im Sitzen

Setzen Sie sich mit dem um einen festen Punkt geschlungenen Band hin und drehen Sie die Arme nach innen.
Dauer: 2 Sätze mit 3–5 Wiederholungen auf jeder Seite.

Beugung und Streckung des Handgelenks im Sitzen

Setzen Sie sich aufrecht hin, halten Sie das Band mit den Handflächen nach unten und beugen/strecken Sie Ihre Handgelenke.
Dauer: 2 Sätze mit 5–7 Wiederholungen.

Sitzende Holzfäller

Setzen Sie sich aufrecht hin, halten Sie das Band mit beiden Händen und führen Sie diagonale Holzhackbewegungen aus.
Dauer: 2 Sätze mit 4–8 Wiederholungen auf jeder Seite.

Kniestrecken im Sitzen

Setzen Sie sich mit dem Band um Ihre Knie und strecken Sie jeweils ein Knie.
Dauer: 2 Sätze mit 4–8 Wiederholungen auf jedem Bein.

Fersenheben im Sitzen

Setzen Sie sich mit dem Band um Ihre Füße und heben Sie Ihre Fersen vom Boden.
Dauer: 2 Sätze mit 5–7 Wiederholungen.

Sitzendes Zehenklopfen

Setzen Sie sich mit dem Band um Ihre Füße und klopfen Sie mit den Zehen auf den Boden.
Dauer: 2 Sätze mit 7–10 Klopfbewegungen auf jeden Fuß.

Seitliches Beinheben im Sitzen

Setzen Sie sich mit dem Band um Ihre Oberschenkel und heben Sie ein Bein zur Seite.
Dauer: 2 Sätze mit 4–8 Wiederholungen auf jedem Bein.

Wadenpresse im Sitzen

Setzen Sie sich mit dem Band um Ihre Füße und drücken Sie Ihre Zehen in den Boden.
Dauer: 2 Sätze mit 5–7 Wiederholungen.

KAPITEL DREI

BEISPIEL-WORKOUTS

ROUTINE FÜR ANFÄNGER
Aufwärmen (5 Minuten)
Marschieren im Sitzen – 2 Durchgänge à 30 Sekunden
Armkreisen – 2 Durchgänge à 15 Sekunden in jede Richtung
Knöchelkreise – 2 Sätze à 15 Sekunden in jede Richtung
Sanfte Nackenneigungen und -rotationen – 2 Durchgänge mit je 15 Sekunden in jede Richtung

Krafttraining (15 Minuten)
Brustpresse im Sitzen – 2 Sätze mit 12–15 Wiederholungen
Beinpresse im Sitzen – 2 Sätze mit 12–15 Wiederholungen
Bizepscurls – 2 Sätze mit 12–15 Wiederholungen
Rudern im Sitzen – 2 Sätze mit 12–15 Wiederholungen

Kniestrecken im Sitzen – 2 Sätze mit 12–15
Wiederholungen

Abkühlen und Dehnen (5 Minuten)
Vorwärtsbeuge im Sitzen – 2 Durchgänge à 15
Sekunden
Sitzende Rumpfdrehung – 2 Durchgänge à 15
Sekunden auf jeder Seite
Nackendehnung im Sitzen – 2 Durchgänge à 15
Sekunden auf jeder Seite

FORTGESCHRITTENES TRAINING

Aufwärmen (5 Minuten)
Marschieren im Sitzen – 2 Durchgänge à 30
Sekunden
Dynamische Armschwünge – 2 Sätze à 15
Sekunden in jede Richtung
Knöchelkreise – 2 Sätze à 15 Sekunden in jede
Richtung
Nackenneigungen und -rotationen – 2 Sätze à
15 Sekunden in jede Richtung

Krafttraining (20 Minuten)
Brustpresse im Sitzen – 3 Sätze mit 12–15
Wiederholungen

Beinpresse im Sitzen – 3 Sätze mit 12–15
Wiederholungen
Bizepscurls – 3 Sätze mit 12–15
Wiederholungen
Rudern im Sitzen – 3 Sätze mit 12–15
Wiederholungen
Kniestrecken im Sitzen – 3 Sätze mit 12–15
Wiederholungen
Holzfäller im Sitzen – 2 Sätze mit 12–15
Wiederholungen auf jeder Seite

Abkühlen und Dehnen (7 Minuten)
Vorwärtsbeuge im Sitzen – 2 Durchgänge à 15
Sekunden
Sitzende Rumpfdrehung – 2 Sätze à 20
Sekunden auf jeder Seite
Nackendehnung im Sitzen – 2 Durchgänge à 15
Sekunden auf jeder Seite
Dehnung der Oberschenkelrückseite im Sitzen –
2 Durchgänge à 20 Sekunden auf jedem Bein

FORTGESCHRITTENE HERAUSFORDERUNG

Aufwärmen (7 Minuten)
Marschieren im Sitzen – 2 Durchgänge à 30
Sekunden

Dynamische Armschwünge – 2 Sätze à 20
Sekunden in jede Richtung
Knöchelkreise – 2 Sätze à 20 Sekunden in jede
Richtung
Nackenneigungen und -rotationen – 2 Sätze à
20 Sekunden in jede Richtung

Krafttraining (25 Minuten)
Brustpresse im Sitzen – 4 Sätze mit 12–15
Wiederholungen
Beinpresse im Sitzen – 4 Sätze mit 12–15
Wiederholungen
Bizepscurls – 4 Sätze mit 12–15
Wiederholungen
Rudern im Sitzen – 4 Sätze mit 12–15
Wiederholungen
Kniestrecken im Sitzen – 4 Sätze mit 12–15
Wiederholungen
Sitzende Holzfäller – 3 Sätze mit 12–15
Wiederholungen auf jeder Seite
Plank im Sitzen – 3 Sätze à 30 Sekunden

Abkühlen und Dehnen (10 Minuten)
Vorwärtsbeuge im Sitzen – 2 Durchgänge à 20
Sekunden
Sitzende Rumpfdrehung – 2 Sätze à 30
Sekunden auf jeder Seite

Nackendehnung im Sitzen – 2 Durchgänge à 20 Sekunden auf jeder Seite

Dehnung der Oberschenkelrückseite im Sitzen – 2 Durchgänge à 30 Sekunden auf jedem Bein

Dehnung des Quadrizeps im Sitzen – 2 Durchgänge à 20 Sekunden auf jedem Bein

ABSCHLUSS

Im Fitness- und Wellnessbereich ist der Weg zu Kraft und Vitalität ein zeitloses Unterfangen, und unsere Erkundung der Welt der Stuhlwiderstandsbandübungen für Senioren war wirklich transformativ.
Nach der Lektüre dieses umfassenden Leitfadens verspüren wir ein tiefes Erfolgsgefühl und eine Vision für eine Zukunft, in der das Alter keine Einschränkung, sondern ein Beweis für Belastbarkeit und Anpassungsfähigkeit ist.

Übungen mit Stuhl-Widerstandsbändern sind zu einem Symbol der Inklusion geworden und bieten älteren Menschen die Möglichkeit, die Kontrolle über ihre körperliche Gesundheit zurückzugewinnen.
Durch die nahtlose Einbindung dieser Übungen in das tägliche Leben konnten einzelne Menschen ihre vermeintlichen Grenzen überwinden und beweisen damit, dass das Streben nach Fitness keine Altersgrenze kennt.

Wenn Sie auf die unzähligen Vorteile zurückblicken, darunter mehr Kraft, mehr

Flexibilität und ein neues Energiegefühl, wird klar, dass der Weg zu guter Gesundheit mehr ist als nur Widerstandsbänder und Stühle.
Es geht um ein unerschütterliches Engagement für die eigene Gesundheit und die Erkenntnis, dass jede kleine Anstrengung zu einer größeren, gesünderen Geschichte beiträgt.

Wir hoffen, dass dieser Leitfaden nicht nur als Informationsquelle dient, sondern auch als Inspiration für einen Lebensstil, in dem Bewegung Medizin und der Stuhl der Thron der Belastbarkeit ist.
Mögen Ihnen die auf diesen Seiten beschriebenen Grundsätze und Praktiken auch weiterhin zu einem langen Leben, Gesundheit und einer dauerhaften Hingabe an das unglaubliche Potenzial in Ihnen verhelfen.

Dehnübungen im Sitzen, wiederholter Widerstand und bewusstes Atmen sind die Grundlage für ein gesünderes, aktiveres Leben – ein Leben, das Sie in vollen Zügen genießen, egal, wie viele Kerzen auf Ihrem Geburtstagskuchen sind.
Die Zukunft ist hier. Mit Kraft, Flexibilität und einem überwältigenden Erfolgserlebnis

verabschieden wir uns von dieser unglaublichen
Reise in eine gesündere, glücklichere Zukunft.

ONLINE-RESSOURCEN

YouTube-Kanäle
[Fitness-Mixer](
https://www.youtube.com/user/FitnessBlender)
Bietet eine Vielzahl von Stuhlübungen für alle
Fitnessniveaus.
[HASfit](
https://www.youtube.com/user/KozakSportsPerf
orm)
Bietet Stuhltraining für Senioren und Anfänger.

[Seniorenfitness mit Meredith](
https://www.youtube.com/user/SeniorFitnessWi
thMere)
Spezialisiert auf Seniorenfitness, einschließlich
Stuhlübungen.

Websites
[Nationales Institut für Alternsforschung
(NIA)](https://www.nia.nih.gov/)
NIA bietet auf ältere Erwachsene
zugeschnittene Trainings- und
Bewegungsressourcen.
[SilverSneakers](
https://www.silversneakers.com/)

Bietet Fitnessprogramme, einschließlich Stuhlübungen, für Senioren.

Online-Communitys
[Zentrale für Seniorenübungen](
https://seniorexerciseonline.com/)
Eine Community und ein Ressourcenzentrum für Fitness im Alter, einschließlich Stuhlübungen.

[AARP-Gemeinschaft](
https://community.aarp.org/)
Eine Plattform, auf der Senioren Kontakte knüpfen, Tipps austauschen und über Gesundheit und Wohlbefinden diskutieren können.

Fitness-Blogs
[Lebe mutig und blühe](https://liveboldandbloom.com/)
Bietet Artikel zu Gesundheit, Fitness und Wohlbefinden für Senioren.

[The Fit Tutor](https://thefittutor.com/blog/):
Bietet Trainingsideen und Tipps, einschließlich Stuhlübungen.